Mit Basis PEAT zu mehr Lebensfreude

Hinweis

In diesem Buch ist eine Methode beschrieben, die zur Stressreduktion bzw. Regulation innerpsychischer Vorgänge herangezogen werden kann und auch als Selbsthilfemethode geeignet ist. Sie hat sich in der Praxis zwar als sehr wirksam und ungefährlich erwiesen, doch ist es nicht ausgeschlossen, dass die Anwendung durch Laien starke unerwünschte Emotionen aktivieren kann, insbesondere wenn traumatische Erinnerungen damit bearbeitet werden. Aus diesem Grund möchte ich betonen, dass die hier beschriebene Methode keinen Ersatz für eine professionelle Behandlung bei gesundheitlichen Problemen oder stärkeren psychischen Störungen darstellt und dass es grundsätzlich zu empfehlen ist, sie von einem erfahrenen Ausbilder zu erlernen.

Wer eigene Anliegen mit dieser Methode bearbeitet, tut dies somit auf eigene Verantwortung.

Michael Hoffmann

Mit
BASIS PEAT
zu mehr
Lebensfreude

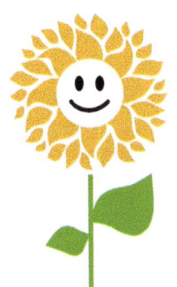

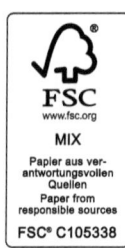

Impressum

Bibliografische Information der Deutschen
Nationalbibliothek:
Die Deutsche Nationalbibliothek verzeichnet
diese Publikation in der Deutschen Nationalbi-
bliografie; detaillierte bibliografische Daten sind im Internet über http://dnb.dnb.de
abrufbar.

TWENTYSIX – Der Self-Publishing-Verlag
Eine Kooperation zwischen der Verlagsgruppe
Random House und BoD – Books on Demand

© 2017 Hoffmann, Michael

Herstellung und Verlag:
BoD – Books on Demand, Norderstedt.

ISBN: 9783740731441

Gestaltung: Monika Huber

Inhaltsverzeichnis

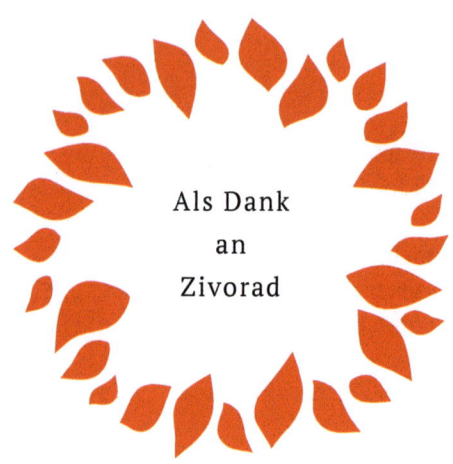

Als Dank
an
Zivorad

Einführung

Das vorliegende Büchlein ist eine Einführung in den Basis PEAT Prozess von Zivorad M. Slavinski und vor allem als praktische Anleitung für Anwender gedacht.

Basis PEAT (Primordiale Energie Aktivierung und Transzendenz) ist eine äußerst wirksame Form der Meridiantherapie, die sowohl als Zusatztechnik im Rahmen von psychotherapeutischer Arbeit als auch als Selbsthilfemethode zur Stressregulation und Beseitigung verschiedenster psychischer Belastungen angewendet werden kann.

Das Büchlein ist in Absprache und mit der Genehmigung von Zivorad M. Slavinski entstanden und ist vor allem im theoretischen Teil möglichst kurz gehalten. Wenn Sie mehr über die theoretischen Hintergründe von PEAT erfahren möchten, seien Sie auf Slavinskis Werk verwiesen. Am Ende dieses Büchleins finden Sie entsprechende Literaturhinweise.

Falls Sie Interesse daran haben sollten, PEAT im Rahmen von Workshops zu erlernen, dann ist dies beim Autor möglich. Entsprechende Informationen finden Sie unter www.PEATworld.de.

I. PEAT UND ANDERE METHODEN DER KLOPFAKUPRESSUR

Basis PEAT (= Primordiale Energie Aktivierung und Transzendenz) ist eine Methode, die dem Bereich der energetischen Psychologie zugeordnet werden kann und sehr gut geeignet ist, um innerpsychische Belastungen jeglicher Art zu entschärfen oder gar vollständig zu beseitigen. PEAT kann dabei sowohl als Selbsthilfemethode als auch in der Arbeit mit anderen angewendet werden.

Der Begriff »energetische Psychologie« geht auf den amerikanischen Psychotherapeuten Roger J. Callahan zurück, der Ende der 1970er Jahre damit begann, Elemente der klinischen Psychologie, der traditionellen chinesischen Medizin und der angewandten Kinesiologie zusammenzufügen, woraus schließlich seine sogenannte »Thought Field Therapy« (TFT) entstand.

Callahan ging davon aus, dass der Körper des Menschen von einer größeren Anzahl von Energiekanälen, sogenannten Meridianen durchzogen wird, von denen jeder sowohl mit einem Körperorgan als auch mit einem bestimmten Punkt an der Körperoberfläche verbunden ist. Seine Hypothese lautete, dass Krankheiten, Schmerzen sowie emotionale und psychische Probleme möglicherweise dadurch entstehen, dass der Energiefluss in einem dieser Meridiane aufgrund einer traumatischen Erfahrung blockiert ist. Wenn dies so wäre und es einem gelänge, den Energiefluss im blockierten Meridian wieder zu befreien, so müssten die entsprechenden Probleme verschwinden.

Diese Befreiung des Energieflusses erhoffte sich Callahan dadurch zu erreichen, dass man rhythmisch auf einen bestimmten Meridianpunkt klopft (und ihn somit aktiviert), während man sich die traumatische Erfahrung ins Bewusstsein ruft.

So entwickelte er die Thought Field Therapy, bei der man als Anwender eine bestimmte Abfolge von Meridianpunkten beklopft, während man sich innerlich in ein Problem einlebt, das man beseitigen möchte. Dieses Klopfen von Körperpunkten handelte seiner Methode und deren Nachfolgern die Bezeichnungen »Klopftherapie« und »Klopfakupressur« ein.

Ob diese Hypothese nun stimmt oder nicht, Fakt ist, dass seine Methode erstaunlich schnelle und gute Erfolge bei der Beseitigung von Phobien und anderen emotionalen Problemen zeitigt, die inzwischen auch durch großangelegte wissenschaftliche Studien belegt sind (siehe weiter unten im Text). Callahan veröffentlichte in der Folge mehrere Bücher über die Anwendungsmöglichkeiten seiner TFT und baute seine Erkenntnisse immer weiter aus.

In der Zeit danach entwickelten auch andere Autoren, von Callahans Erfolg inspiriert, abgewandelte Varianten der Klopfakupressur bzw. verwandte Eigenkreationen, die auf die gleichen Prinzipien aufbauen wie TFT, sich jedoch in ihren Behandlungsabläufen mehr oder weniger stark von Callahans Ansatz unterscheiden.

Allen gemeinsam ist die Grundannahme, dass das Meridian- oder bioenergetische System des Menschen eine entscheidende Rolle bei der Entstehung und Lösung emotionaler und psychischer Probleme spielt.

Bei allen werden während der Behandlung der Probleme Akupunkturpunkte durch Halten oder Klopfen stimuliert.

Während der Bearbeitung des Problems konzentriert man sich auf das Problem, das möglichst spezifisch formuliert sein sollte. Komplexe Probleme zerlegt man dagegen sinnvollerweise in ihre verschiedenen Komponenten, die dann der Reihe nach einzeln bearbeitet werden. Dabei kann ein erfahrener Anwender bzw. Therapeut hilfreich sein.

Inzwischen gibt es eine wachsende Zahl energetischer Methoden, die dem Bereich der Klopfakupressur zugeordnet werden können. Einige davon, die weitere Verbreitung gefunden haben, sind:

1. **Die Gedankenfeldtherapie** = Thought Field Therapy (TFT) nach Roger J. Callahan (1985 veröffentlicht)

2. **Emotionale Freiheitstechniken** = Emotional Freedom Techniques (EFT) nach Gary Craig (entwickelt Anfang der 1990er)

3. **Die Methode zur Auflösung von negativen Zuständen** = Negative Affect Erasing Method (NAEM) nach Fred P. Gallo (entwickelt ca. 1995)

4. **Das Emotionale Selbstmanagement (ESM)** nach George Pratt und Peter T. Lambrou (entwickelt ca. 1999)

5. **Die Meridian-Energie-Technik (MET)** nach Rainer Franke (entwickelt ca. 2004)

6. **Die Prozess- und Embodimentfokussierte Psychologie (PEP)** nach Michael Bohne (ca. 2006 erstveröffentlicht)

Darüber hinaus gibt es noch einige weniger bekannte Varianten der Klopfakupressur, sowie verschiedene energetisch-psychologische Methoden, die Elemente der Klopfakupressur mit Elementen aus dem NLP oder anderen Therapierichtungen kombinieren.

Eine dieser weniger bekannten Methoden ist die sogenannte Primordiale Energie Aktivierung und Transzendenz (PEAT) von Zivorad M. Slavinski, bei der es sich um eine Methodengruppe handelt, die zwischen 1999 und 2003 entwickelt wurde und um die es in diesem Büchlein geht.

Was die Wirksamkeit der Klopfakupressur Methoden generell betrifft, so wurden in den letzten Jahrzehnten zahlreiche Studien durchgeführt, deren Ergebnisse so ermutigend waren, dass Tapping Methoden (= die amerikanische Bezeichnung für Klopftechniken) im Jahr 2012 schließlich von der Amerikanischen Psychologengesellschaft APA (dem größten Psychologenverband der Welt) als eine auf empirische Feldforschung gestützte, evidenzbasierte Therapieform (EbM) anerkannt wurden.

Die wohl umfangreichste dieser Studien wurde unter der Leitung von Dr. Joaquin Andrade durchgeführt und stützte sich auf Daten, die 36 Therapeuten in 11 Kliniken in Argentinien und Uruguay über einen Zeitraum von 14 Jahren an über 29 000 Patienten erhoben. Im Rahmen dieser Studie wurden auch zahlreiche Unterstudien mit Vergleichsgruppen durchgeführt, wie z.B. eine fünfeinhalb Jahre andauernde Unterstudie an 5 000 Patienten mit Angststörungen. Hierbei wurde die Hälfte der Testpersonen mit Klopfakupressur behandelt und die andere Hälfte, die Kontrollgruppe, mit Verhaltenstherapie (ggf. mit Medikamentenunterstützung). Das Ergebnis zeigte, dass die Meridiantherapie effektiver war als die Verhaltenstherapie und dabei auch noch weniger lang dauerte.

Vergleich: 5 000 Patienten mit Angststörungen bei Therapieende		
	leichte Besserung	komplette Symptomfreiheit
Verhaltenstherapie / Medikamente	63 %	51 %
Energiepsychologi- sche Behandlung	90 %	76 %

Was die Wirksamkeitsüberprüfung von Basis PEAT betrifft, fand ich im Internet nur eine einzige Studie. Diese wurde von Professor John Fitch, Joel DiGirolamo und Laura Schmuldt an der Eastern Kentucky University im Jahr 2011 durchgeführt und unter dem Titel »The efficacy of PEAT to address public speaking anxiety« in der Zeitschrift Energy Psychology 3, 2, im November 2011 veröffentlicht.

Fitch und seine Kollegen untersuchten in dieser Studie, wie sich die Anwendung des Basis PEAT Prozesses auf die Angst auswirkt, vor großem Publikum sprechen zu müssen. An der Studie nahmen 82 Studenten teil, die in eine Experimentalgruppe und eine Kontrollgruppe aufgeteilt wurden. Die Teilnehmer mussten sich jeweils auf eine Rede vorbereiten, die sie vor großem Publikum halten sollten und ihr Stresspegel wurde zu verschiedenen Zeitpunkten gemessen.

Die Teilnehmer der Experimentalgruppe absolvierten vor dem Auftritt jedoch zusätzlich einen 20-minütigen Basis PEAT Prozess zur Stressreduktion, während die Teilnehmer der Kontrollgruppe dies nicht taten. Das Ergebnis war ein signifikant niedriger Angstwert unmittelbar vor und während dem Auftritt bei der Experimentalgruppe.

Diese Studie gibt einen Hinweis darauf, dass Basis PEAT, was die Wirksamkeit betrifft, auf jeden Fall mit EFT und anderen Klopfakupressur Methoden verglichen werden kann. Besonders begeisterte Anwender bezeichneten Basis PEAT sogar als EFT auf Steroiden.

II. GEMEINSAMKEITEN UND UNTERSCHIEDE ZWISCHEN DEM BASIS PEAT PROZESS UND ANDEREN METHODEN DER MERIDIANTHERAPIE

Was ist aber das Besondere an PEAT, so dass es sich lohnt, sich damit zu beschäftigen?

Nun, jede der derzeit existierenden PEAT Varianten hat bestimmte Eigenarten und Besonderheiten, die sie für Therapeuten und Selbstanwender attraktiv macht. Allen gemeinsam ist

- dass sie sehr leicht zu erlernen sind und von fast jeder Person angewendet werden können

- dass die Anwendung sehr wenig Zeit beansprucht (oft nur 5 bis 10 Minuten)

- dass sie sehr wirkungsvoll sind

- dass sie einem ganzheitlichen Ansatz folgen, dadurch stabilere Resultate erzielen und nebenbei die eigene Fähigkeit zur Empathie gestärkt wird

- dass sie mit positiven Emotionen enden.

Die tiefen PEAT Prozesse weisen darüber hinaus einige Eigentümlichkeiten auf, die im letzten Kapitel dieses Büchleins vertieft werden.

Die folgenden Kapitel sind jedoch einer detaillierten Darstellung des Basis PEAT Prozesses gewidmet, da dieser unter allen PEAT Varianten die meisten Gemeinsamkeiten zu den bereits verbreiteten Klopfakupressur Methoden aufweist. Zudem finden Sie eine Schritt für Schritt Anleitung des Basis PEAT Prozesses, so dass Sie ihn sofort selbst ausprobieren können. Falls Sie nach der Lektüre noch mehr über die tiefen PEAT Prozesse erfahren wollen, können Sie dies in Zivorad Slavinskis Büchern »PEAT – neue Wege«, »Transzendent« und »Rückkehr in die Einheit«, wobei derzeit nur Ersteres in Druckversion über den Buchhandel erhältlich ist, die anderen beiden dagegen als E-Buch über www.PEATworld.de.

Kommen wir nun aber zu den Gemeinsamkeiten und Unterschieden zwischen dem Basis PEAT Prozess und anderen Methoden der Klopfakupressur.

Der bifokale Ansatz

Bei allen Klopfakupressur- bzw. Meridiantherapien werden negative, einschränkende und belastende Gefühle bearbeitet, indem man bestimmte Punkte im Gesicht, am Körper und an den Händen beklopft oder hält. Daher stammt auch die populäre Bezeichnung »Klopftherapien«.

Selbstsabotierende Gedanken und einschränkende Überzeugungen werden dagegen mithilfe sogenannter Selbstakzeptanzsätze entschärft.

Dies ist auch bei Basis PEAT der Fall. Hier berührt man die Meridianpunkte sanft mit Zeige- und Mittelfinger und hält die Berührung so lange, wie man für ein tiefes Ein- und Ausatmen benötigt. Auch mit Selbstakzeptanzsätzen wird gearbeitet, wobei diese immer die gleiche Struktur aufweisen, nämlich: »Auch wenn ich dieses Problem habe, liebe und akzeptiere ich mich, meinen Körper, meine Persönlichkeit und die Tatsache, dass ich dieses Problem habe.« Dabei wird das jeweilige Problem jedes Mal spezifisch benannt.

Die Verwendung von Meridianpunkten

Bei allen Klopfakupressur- bzw. Meridiantherapien werden verschiedene Akupressurpunkte stimuliert. Die Anzahl, Abfolge und Auswahl der Akupressurpunkte variiert dabei von Methode zu Methode und reicht von einigen wenigen bis zu ca. 17 verschiedenen Punkten. Bei einigen Meridiantechniken ist die Reihenfolge der zu stimulierenden Akupressurpunkte immer gleich, bei der Thought Field Therapy von Roger J. Callahan oder dem Emotionalen Selbstmanagement von Lambrou und Pratt dagegen muss man für jedes Problemthema eine eigene, ganz bestimmte Reihenfolge von Punkten beklopfen.

Beim Basis PEAT Prozess werden nur 4 Punkte verwendet. Der sogenannte Ich-Punkt am Brustbein und 3 Punkte rund um die beiden Augen. Die Reihenfolge der Berührungen ist dabei für jedes Problem gleich. Dies macht den Basis PEAT Prozess vor allem für Neulinge leicht, da 3 Punkte leichter gemerkt werden können als 17 und die stets gleiche Wiederholung schnell automatisiert.

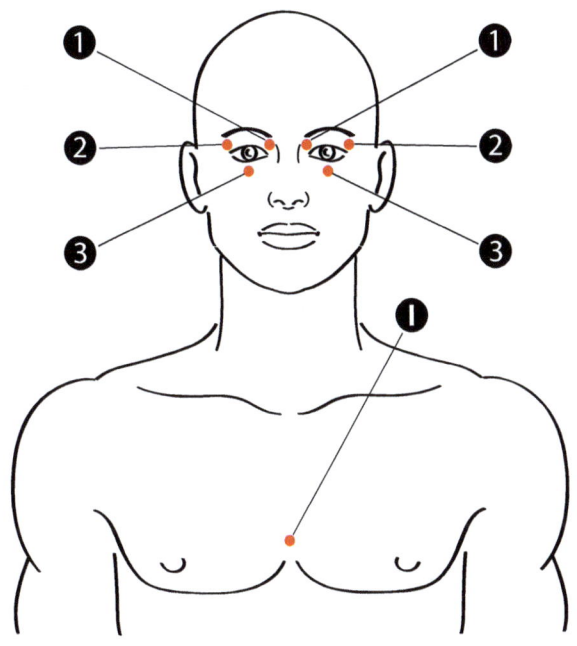

Die Einschätzung der Intensität des gefühlten Problems

Wie auch bei den anderen Meridiantherapiesystemen lenkt man beim Basis PEAT-Prozess die Aufmerksamkeit anfangs auf die Stärke des unerwünschten Zustandes und schätzt diese auf einer 10er Skala ein (0 = kein Problem spürbar; 5 = mittelstarke Problemintensität; 10 = maximale Problemintensität). Nach dem Prozess sollte die Stärke des Problems Null sein, weil es nicht mehr existiert! Der PEAT-Prozess ist somit beendet, wenn man das Problem nicht mehr als Problem fühlen kann. Im Durchschnitt dauert eine Sitzung 15 Minuten, was ausreicht, um das Problem zu beseitigen.

Das tiefe Atmen

Das tiefe Ein- und Ausatmen ist ein Element des Basis PEAT Prozesses, auf das bei anderen Meridiantechniken keine besondere Aufmerksamkeit gerichtet wird.

Da die Atmung jedoch unseren ganzen Körper und sein Energiefeld energetisiert, unterstützt die tiefe Atmung die Beseitigung unserer Energieblockaden. Darüber hinaus hilft das tiefe Atmen dabei, die Emotionen so vollständig wie möglich zu erleben und freizusetzen, so dass bei der Bearbeitung möglichst keine unterdrückten Reste mehr übrig bleiben.

Das Problem als Standbild visualisieren

Das Anhalten, Rückwärtslaufenlassen, Verlangsamen oder Beschleunigen eines mentalen Problemfilms sind bereits seit langem Elemente einiger NLP Techniken (NLP = Neuro Linguistisches Programmieren), die sich z.B. im Umgang mit Phobien als äußerst hilfreich erwiesen haben. In den gängigen Klopfakupressur Methoden ist dieses Vorgehen jedoch nicht üblich.

Beim Basis PEAT Prozess berührt man abwechselnd die drei Punkte um beide Augen herum und vergegenwärtigt sich dabei den schlimmsten Moment der Erfahrung, den man dann anhält. Man macht in der Fantasie also quasi ein Foto des problematischsten Augenblicks und muss während des Prozesses darauf achten, dass sich dieses Bild nicht wieder in einen Film verwandelt.

Das Anhalten in der Zeit verhindert, dass man das Problem immer wieder auf eine mehr oder weniger deutlich abgewandelte Form durchspielt. Diese Art, ein Problem immer wieder durchzuspielen, ist jedoch für dessen Aufrechterhaltung notwendig und mitverantwortlich.

Die Umwandlung des Problemfilms in ein Standbild beschleunigt dagegen den Prozess seiner Auflösung.

Die Berücksichtigung der Zukunft

Während es bereits andere Selbsthilfemethoden gibt, bei denen man am Ende einer Intervention überprüft, ob der Klient glaubt, dass sein Problem in Zukunft wieder auftauchen kann, ist dies bei den gängigen Meridiantechniken noch selten der Fall. Dies ist ein Defizit, das beim Basis PEAT Prozess berücksichtigt wird. Die Erfahrung zeigt nämlich, dass es häufig vorkommt, dass Klienten am Ende der Intervention ihr bearbeitetes Problem zwar nicht mehr fühlen und als Problem erleben können, aber dennoch daran zweifeln, dass das Resultat Bestand haben wird. Dies bedeutet aber nichts anderes, als dass noch immer etwas emotionale Ladung im Hinblick auf das Problem vorhanden ist, die beseitigt werden muss.

Beim Basis PEAT Prozess überprüft man die Zukunft mit der Frage »Glauben Sie, dass Ihr Problem in Zukunft gegen Ihren Willen wieder zum Problem für Sie werden kann?« Wenn der Klient diese Frage bejaht, fordert man ihn dazu auf, sich dieses Szenario vorzustellen und führt einen Basis PEAT Prozess darauf durch: »Fühlen Sie, dass Ihr Problem in Zukunft gegen Ihren Willen wieder zum Problem für Sie wird. Fühlen Sie dies so intensiv Sie können und erschaffen Sie die entsprechende innere Vision davon, wie dies passiert. Dann halten Sie diese Vision am schlimmsten Moment an und machen Sie ein Standbild daraus und ...« (Prozess durchführen)

Das zirkuläre Bearbeiten des Problems

Die Berücksichtigung anderer Standpunkte bei der Bearbeitung eigener Probleme ist ein Element, das in allen psychoenergetischen Methoden Zivorad Slavinskis anzutreffen ist und bisher, soweit ich weiß, bei noch keiner anderen Richtung der Meridianakupressur angewendet wird.

Da wir mithilfe von Basis PEAT versuchen, Probleme ganzheitlich zu lösen, müssen sie auch von allen bedeutenden Standpunkten aus gelöst werden.

Während Zivorad Slavinski den Wert des zirkulären Prozessierens in der Regel von einer metaphysischen Perspektive aus erklärt und begründet, möchte ich an dieser Stelle noch ein paar andere Aspekte benennen.

Wenn man unter einem zwischenmenschlichen Problem leidet, unterstellt man dem anderen automatisch bestimmte Absichten, Haltungen und Gedanken. So unterstellt man anderen z.B. Vorsatz, Böswilligkeit, Rücksichtslosigkeit, Unfähigkeit, Charakterschwächen etc. Diese Vermutungen können mehr oder weniger richtig, aber auch völlig falsch sein. Aber egal ob sie nun richtig sind oder nicht, sie haben auf jeden Fall einen gewaltigen Einfluss auf die eigene Wahrnehmung des Problems.

Dabei hält man den eigenen Standpunkt in der Regel für selbstverständlich, hinterfragt ihn nicht und übersieht bzw. leugnet, dass die Sichtweisen des anderen möglicherweise ebenfalls ein Körnchen Wahrheit enthalten oder möglicherweise sogar gerechtfertigt sein könnten und dass der andere womöglich anders fühlt als wir es ihm unterstellen.

Man richtet die eigene Aufmerksamkeit somit nur auf eine Hälfte der gesamten Erfahrung, übersieht dabei die andere Hälfte und verhält sich so als gäbe es diese gar nicht. Bei der ganzheitlichen Herangehensweise wird aber auch die andere Seite der Gesamterfahrung berücksichtigt, die man sonst üblicherweise in den Schatten verbannt.

Wenn man nun die eigene Betroffenheit im Rahmen einer Problembehandlung beseitigt, bleibt dieser Schatten jedoch übrig, so dass man sich auch weiterhin darüber echauffieren und neue negative emotionale Ladung aufbauen kann. So ist das Problem in Wirklichkeit nicht vollständig beseitigt, sondern ein wichtiger Aspekt des Problems kann fortbestehen. Abgesehen davon übernimmt man in diesem Fall nie die volle Verantwortung für das eigene Handeln.

Zwei Beispiele:

FALL 1

Ein 16-jähriger Klient hatte einen Konflikt mit einem Mitbewohner seiner Wohngemeinschaft und bat mich um Hilfe, da er kurz davor stand, eine Schlägerei mit seinem Mitbewohner zu beginnen. Wir bearbeiteten zunächst seine Wut, die bereits nach ca. 10 Minuten verschwunden war, was ihn zutiefst erstaunte. Dann forderte ich ihn auf, den Prozess auch aus der Perspektive des anderen auszuführen, wogegen er sich zunächst kurz sträubte, dann aber wohl aus Neugierde doch einwilligte. Auch dieser Prozess war schnell erledigt und der junge Mann begann zu grinsen. Auf meine Frage, was los sei, meinte er, er hätte soeben gemerkt, dass er selbst wahrscheinlich genauso reagiert hätte

wie der andere und ich hätte ihm jetzt den Spaß daran
verdorben, sich dem anderen überlegen zu fühlen.

FALL 2

Die Mutter eines Klienten lag im Sterben und der Klient wollte einen PEAT Prozess auf das Problem anwenden, dass er sich seiner Mutter gegenüber nicht natürlich verhalten konnte, weil er nicht wusste, wie er mit der Situation umgehen sollte. Er fühlte sich in ihrer Gegenwart unwohl und unsicher und vermied deshalb den Kontakt mit ihr, was ihm wiederum Leid tat. Der Prozess verlief unspektakulär und der Klient berichtete nach weniger als 20 Minuten, dass er sich nun vorstellen könne, entspannt auf seine Mutter zuzugehen. Dann führten wir den Prozess aus der Perspektive aller ins Problem involvierten Personen durch. Dies waren im Wesentlichen seine kranke Mutter, seine Geschwister und sein Vater. Sowohl die Positionen der Geschwister als auch die der Mutter enthielten ebenfalls nur wenig emotionale Belastungen, doch als er die Position seines Vaters einnahm, wurde er von einer tiefen Trauer und Verzweiflung überflutet, was ihn völlig unvorbereitet traf. Nachdem er auch die Position des Vaters bearbeitet hatte, konnte er seiner Mutter wieder normal begegnen und er hatte zusätzlich ein völlig neues Verständnis für seinen Vater gewonnen.

Das Füllen mit Licht

Das Füllen mit Licht ist ein typischer Bestandteil vieler der von Zivorad Slavinski entwickelten psychoenergetischen Methoden, die man bei anderen Meridiantechniken nicht findet.

Da am Ende eines erfolgreichen PEAT Prozesses eine Art Vakuum an der Stelle entstanden ist, an der zuvor das Problem zu spüren war, füllt man beim Basis PEAT Prozess Licht in dieses hinein. Tut man das nicht, besteht die Gefahr, dass das Vakuum das Problem wieder ansaugt bzw. andere negative Inhalte anzieht, die dem beseitigten Problem ähneln. Um dies zu vermeiden, wird in anderen Methoden gerne ein ressourcenvoller Zustand installiert, was man nach dem Basis PEAT Prozess ebenfalls tun kann.

Licht eignet sich zum Auffüllen der Leere besonders gut, da es neutral ist, aber als Quelle allen Lebens eine wohltuende Wirkung auf unseren Körper und unseren Geist ausübt.

Anwendungsgebiete

Die Anwendungsgebiete für Basis PEAT sind die gleichen wie bei den anderen Klopfakupressur Methoden auch. Zusammengefasst sind dies in der Regel unerwünschte psychologische und emotionale Zustände, negative Gedanken und Überzeugungen, unangenehme körperliche Empfindungen und niederschmetternde Beschlüsse, die wir selbst einst gefasst haben und die unser jetziges Leben wesentlich beeinflussen.

Besonders geeignet ist Basis PEAT für die Bearbeitung von akutem emotionalen Stress, wie er z.B. im Arbeitskontext häufig entsteht. Aber auch Ärger auf andere Personen oder bestimmte Situationen, Frustrationen jeglicher Art, Eifersucht, Hass, Neid, Rachegelüste, Überforderungsgefühle, Ängste, Phobien, Sorgen, Schuldgefühle, Beschämung, Traurigkeit etc. sind allesamt gute Anwendungsbereiche.

Vorsicht ist jedoch dringend geboten, wenn es um die Bearbeitung traumatischer Erfahrungen geht, wenn diese eine gewisse Stärke überschreiten. Hierfür und auch im Falle anderer schwerwiegender psychischer Probleme sollte grundsätzlich ein Spezialist aufgesucht werden.

Ein weiterer Bereich, für den sich die Anwendung des Basis PEAT Prozesses laut Zivorad Slavinski bewährt hat, sind Aften, Hautprobleme, Schmerzen in Muskulatur und Sehnen (z.B. Rückenschmerzen, Nackenschmerzen, etc.).

III. ENTSTEHUNGSGESCHICHTE

Wie bereits erwähnt, wurden alle PEAT Varianten von dem klinischen Psychologen Zivorad M. Slavinski entwickelt. PEAT ist dabei das Akronym für Primordiale (= uranfängliche) Energie Aktivierung und Transzendenz, weil man damit laut Slavinski jenes innere Spannungsfeld eines Menschen ausfindig machen und integrieren kann, das die Basis seiner inneren Zerrissenheit und damit seines Lebensdramas darstellt. Dieses wird im Rahmen des tiefen PEAT Prozesses bewusst gemacht, energetisch entladen und damit als Problemthema gelöst. Dabei wird eine Menge psychischer Energie freigesetzt, die einen für kurze Zeit den Raum jenseits der Gegensätze erfahren lässt.

Zivorad Slavinski hatte den tiefen PEAT Prozess im Rahmen seiner Experimente und Forschungen 1999 eher zufällig entdeckt und war von dessen Wirkung von Anfang an tief beeindruckt. Allerdings verfügte er damals noch nicht über die technischen Kenntnisse, die heutzutage bereits als Grundwissen in PEAT Seminaren vermittelt werden, so dass der tiefe PEAT Prozess damals noch ein bis zwei Stunden dauerte, manchmal sogar bis zu drei Stunden.

Es bedurfte noch einige Jahre der Forschung und Experimente, bis Deep PEAT schließlich so leicht und schnell anwendbar wurde, wie es heute der Fall ist. Inzwischen benötigt die Kernsequenz des tiefen PEAT Prozesses meist nicht mehr länger als 10 bis 25 Minuten.

Wie gesagt, dauerte diese Entwicklung jedoch noch mehrere Jahre, so dass Slavinski parallel dazu nach schneller durchzuführenden Varianten suchte, die im Idealfall zu ähnlich guten Resultaten hätten führen sollen, wie der tiefe PEAT Prozess. In diesem Zusammenhang stolperte er im Jahr 2000 über den Basis PEAT Prozess, der jedoch nicht so tiefreichende Resultate erzielte wie der tiefe PEAT Prozess, dafür aber wesentlich schneller und bei akuten Problemen ausreichend wirksam war. Durch die Ausgestaltung des Basis PEAT Prozesses im Sinne einer für Slavinskis Methoden typische ganzheitliche Herangehensweise (siehe auch »Überprüfung der Zukunft« und »zirkuläres Prozessieren«) konnte die Effektivität und Nachhaltigkeit der Ergebnisse schließlich sogar noch deutlich gesteigert werden. So wurde Basis PEAT zu dem ausgezeichneten Instrument der schnellen Selbstregulation bzw. therapeutischen Zusatztechnik, das es heute ist.

Nach der Entwicklung des Basis PEAT Prozesses führte Zivorad Slavinski seine Suche nach ähnlichen Techniken fort und so entstanden im Laufe der Folgejahre noch 3 weitere Varianten des tiefen bzw. Deep PEAT Prozesses (auch DP-2, DP-3 und DP-4 genannt), die jeweils eigene Vorzüge und Besonderheiten aufweisen, die im letzten Kapitel dieses Büchleins beschrieben werden.

IV. VORÜBUNGEN

Wenn Sie den Basis-PEAT Prozess zum ersten Mal durchführen, ist es sinnvoll, zuvor einige Akzeptanzübungen sowie 2 bis 3 Standbildübungen durchzuführen. Dies ist zwar nicht zwingend notwendig, vermittelt aber ein besseres Verständnis dafür, was eine Haltung der Akzeptanz überhaupt bedeutet und wie man Standbilder mental anfertigt. Für den Erfolg des PEAT Prozesses ist es entscheidend, die ausgewählte Problemerfahrung während der Bearbeitung nur als Standbild zu betrachten, keinen Widerstand dagegen zuzulassen und das unangenehme Gefühl somit kurz zu akzeptieren.

Darüber hinaus sollten Sie sich kurz mit dem Prozess vertraut machen, damit Sie wissen, was auf Sie zukommt.

Die Akzeptanzübung

Sehen Sie sich in dem Raum, in dem Sie sich befinden, um und finden Sie einen Gegenstand, der Ihnen gefällt. Akzeptieren Sie nun aktiv, dass Ihnen dieser Gegenstand gefällt, indem Sie denken: »Ja, ich akzeptiere, dass er mir gefällt.«

Halten Sie nun Ausschau nach etwas, das Ihnen nicht gefällt und akzeptieren Sie auch dies: »Ja, das gefällt mir nicht.«

Nun schließen Sie kurz die Augen und erinnern sich an irgendeine schöne Erinnerung. Betrachten Sie dabei den Erinnerungsfilm und akzeptieren ihn, indem Sie sich sagen: »Ja, ich akzeptiere diese Erinnerung.«

Zum Abschluss erinnern sich nun an irgendein unangenehmes Ereignis aus ihrem Leben. Betrachten Sie auch hierbei den Erinnerungsfilm und akzeptieren ihn, indem Sie sich sagen: »Ja, ich akzeptiere diese Erinnerung.«

Die Standbildübung

Schließen Sie hierfür die Augen und erinnern Sie sich an eine Problemsituation. Wählen Sie nun jenen Moment dieser Situation, der Ihnen am schlimmsten oder unangenehmsten erscheint. Stoppen Sie an diesem schlimmsten Augenblick nun den Erinnerungsfilm, so als würden Sie bei einem DVD-Player auf die Pause Taste drücken. Sie erhalten dadurch ein Standbild, in dem keine Bewegung und Veränderung mehr stattfindet.

V. DER BASIS PEAT PROZESS

Der Basis PEAT Prozess besteht aus folgenden Schritten:

1. Beschreibe das Problem so spezifisch wie möglich.

2. Finde heraus, was Du stattdessen in Hinblick auf das Problem fühlen möchtest.

3. Berühre den Brustpunkt und spreche den Selbstakzeptanzsatz laut aus.

4. Fühle Dich in Dein Problem so vollständig wie möglich ein. Halte den Problemfilm am schlimmsten Moment an und konzentriere Dich im weiteren Verlauf nur noch auf dieses Standbild, das das Problem repräsentiert. Schätze die Intensität der problematischen Erfahrung auf einer Skala von 0 bis 10 ein.

5. Führe den Basis PEAT Kernprozess solange durch, bis die Intensität des Problems bei 0 ist.

6. Überprüfe das Ergebnis.

7. Überprüfe die Zukunft.

8. Führe den Basis PEAT Prozess auch aus den Perspektiven aller anderen am Problem beteiligten Personen bzw. Lebewesen durch.

9. Fülle Dich mit Licht.

10. Installiere eine positive Haltung.

Zu 1.
Beschreibe das Problem so spezifisch wie möglich

Zu Beginn müssen Sie erst einmal das Problem definieren, das Sie bearbeiten möchten. Falls Sie mit einer anderen Person arbeiten, lassen Sie sich das Problem kurz beschreiben. Diese Problemklärung sollte nicht länger als ein paar Minuten dauern. Die Problemformulierung sollte so spezifisch sein wie möglich und am besten folgende Struktur aufweisen: »Ich fühle ... gegenüber ...«.

Beispiele für spezifische Probleme:

»Ich habe Angst vor Spinnen.«
(= »Ich fühle Angst gegenüber Spinnen«)
»Ich hasse meinen Nachbarn.«
(= »Ich fühle Hass gegenüber meinem Nachbarn«)

Unspezifische Probleme können zwar kurzfristig beseitigt werden, kehren jedoch tendenziell wieder zurück.

Beispiele für unspezifische Probleme:

»Mir wird alles zu viel.«
»Ich bin depressiv!«

Unspezifische Probleme sollten in ihre verschiedenen Komponenten zerlegt werden, die daraufhin einzeln zu bearbeiten sind.

Bei »Mir wird alles zu viel« könnte man z.B. fragen, was genau dazu beiträgt, dass einem alles zu viel wird. Die Antworten kann man dann notieren und jeweils um die Gefühle ergänzen, die jede Antwort in einem auslöst.

Bei »Ich bin depressiv« könnte man fragen, welche Gefühle man in welchen Situationen erlebt und dann jede Situation einzeln bearbeiten.

Zu 2.
Welches Ziel möchtest Du in dieser Sitzung erreichen?

Nachdem Sie das Problem gemäß obiger Struktur »ich fühle ... gegenüber ...« definiert haben, überlegen Sie kurz, was Sie stattdessen fühlen wollen bzw. wie Sie stattdessen mit der Problemsituation umgehen können wollen. Beachten Sie dabei, dass Sie nur Ihre eigene Reaktion in Bezug auf das Problem verändern können, nicht jedoch die Umstände selbst.

Beispiele für geeignete Ziele:

»Ich möchte Spinnen gegenüber völlig entspannt und gelassen sein können.«
»Ich möchte meinem Nachbarn gelassen und gleichgültig begegnen können.«

Beispiele für ungeeignete Ziele:

»Ich möchte nie wieder einer Spinne begegnen.«
»Ich möchte, dass mein Nachbar wegzieht.«

Zu 3.
Berühre den Brustpunkt und spreche
die Selbstakzeptanz-Formel laut aus

Berühren Sie nun Ihren Brustpunkt (in der Mitte des Brustbeins) sanft mit dem Zeigefinger und Mittelfinger Ihrer Hand (welche, ist dabei egal) und sprechen Sie den Selbstakzeptanzsatz aus, um eventuell vorhandene Selbstboykotttendenzen aufzulösen.

Der Selbstakzeptanzsatz hat für jedes Problem die gleiche Struktur und lautet:

»Auch wenn ich ..., liebe und akzeptiere ich mich, meinen Körper, meine Persönlichkeit und die Tatsache, dass ich ...«

Anstelle der Pünktchen wird dann das jeweilige Problem benannt.

In den eben genannten Beispielen würde dies folgendermaßen aussehen:

»Auch wenn ich Angst vor Spinnen habe, liebe und akzeptiere ich mich, meinen Körper, meine Persönlichkeit und die Tatsache, dass ich Angst vor Spinnen habe.«

»Auch wenn ich meinen Nachbarn hasse, liebe und akzeptiere ich mich, meinen Körper, meine Persönlichkeit und die Tatsache, dass ich meinen Nachbarn hasse.«

Zu 4.
Fühle dich in das Problem so vollständig wie möglich ein und bestimme seine Stärke

Schließen Sie nun die Augen und vergegenwärtigen Sie sich Ihr Problem. Fühlen Sie sich in Ihr Problem ein und achten Sie darauf, welche Erinnerung dabei auftaucht. Während Sie die Erinnerungsszene durchlaufen, stoppen Sie den Film am schlimmsten Moment, so dass Sie ein Standbild erhalten.

Schätzen Sie nun die Intensität des gefühlten Problems auf einer Skala von 0 bis 10 (0 = gar kein Problem, 10 = unerträgliches Problem).

Zu 5.
Führe den Basis PEAT Kernprozess solange aus, bis die Intensität des Problems bei 0 ist.

Konzentrieren Sie sich im weiteren Verlauf des Prozesses nun nur noch auf dieses Standbild des schlimmsten Moments und achten Sie darauf, dass sich die Erinnerung nicht wieder in einen bewegten Film verwandelt.

Betrachten Sie das »eingefrorene« Bild des schlimmsten Moments der Problemsituation dabei so, wie Sie diesen damals gesehen haben. Fühlen Sie zudem, was Sie damals gefühlt haben, spüren Sie im Körper, was Sie damals gespürt haben und denken Sie, was Sie damals gedacht haben. Je vollständiger Sie in diese Erfahrung hinein schlüpfen, desto schneller wird sich die emotionale Ladung auflösen.

Berühren Sie nun der Reihe nach folgende Augenpunkte, während Ihre Aufmerksamkeit vollständig auf das Problem gerichtet bleibt und atmen Sie nach jeder Berührung tief ein und aus.

DER BASIS PEAT KERNPROZESS:

1. Linke Seite erster Augenpunkt (Linke Hand) –
   tief ein- und ausatmen
   Rechte Seite erster Augenpunkt (Rechte Hand) –
   tief ein- und ausatmen

2. Linke Seite zweiter Augenpunkt (Linke Hand) –
   tief ein- und ausatmen
   Rechte Seite zweiter Augenpunkt (Rechte Hand) –
   tief ein- und ausatmen

3. Linke Seite dritter Augenpunkt (Linke Hand) –
   tief ein- und ausatmen
   Rechte Seite dritter Augenpunkt (Rechte Hand) –
   tief ein- und ausatmen

Nachdem Sie alle 6 Punkte durchgegangen sind, schätzen Sie die Intensität des gefühlten Problems erneut auf einer Skala von 0 bis 10 (0 = gar kein Problem, 10 = unerträgliches Problem). Das Problem sollte sich inzwischen deutlich weniger intensiv anfühlen oder vielleicht sogar völlig verschwunden sein. Ist die Problemstärke noch nicht bei 0 angekommen, sprechen Sie erneut einen Selbstakzeptanzsatz aus und wiederholen Sie den Basis PEAT Kernprozess so oft, bis Sie das Problem nicht mehr fühlen können. In der Regel benötigen Sie dafür 3 bis 5 Durchgänge. Passen Sie dabei den Selbstakzeptanzsatz ihrem gegenwärtigen Gefühl an.

Beispiel:

»Auch wenn meine Angst vor Spinnen noch immer leicht spürbar ist, liebe und akzeptiere ich mich, meinen Körper, meine Persönlichkeit und die Tatsache, dass meine Angst vor Spinnen noch immer leicht spürbar ist.«

Berühren Sie nun der Reihe nach wieder die 6 Augenpunkte, während Ihre Aufmerksamkeit vollständig auf das Problem gerichtet bleibt und atmen Sie nach jeder Berührung tief ein und aus.

1. Linke Seite erster Augenpunkt (Linke Hand) –
   tief ein- und ausatmen
   Rechte Seite erster Augenpunkt (Rechte Hand) –
   tief ein- und ausatmen

2. Linke Seite zweiter Augenpunkt (Linke Hand) –
   tief ein- und ausatmen
   Rechte Seite zweiter Augenpunkt (Rechte Hand) –
   tief ein- und ausatmen

3. Linke Seite dritter Augenpunkt (Linke Hand) –
   tief ein- und ausatmen
   Rechte Seite dritter Augenpunkt (Rechte Hand) –
   tief ein- und ausatmen

Wiederholen Sie diese Sequenz solange, bis das Problem vollkommen verschwunden ist.

Zu 6.
Überprüfe das Ergebnis

Stellen Sie sich nun zur Überprüfung des Ergebnisses die Frage, was aus dem Problem geworden ist, das Sie mit Basis PEAT bearbeitet haben: *»Was ist aus dem Problem ... (das Problem aussprechen) geworden? Fühle ich es noch als Problem oder nicht?«*

Falls Sie es noch als Problem fühlen, schätzen Sie erneut die Stärke des Problems ein und beginnen Sie wieder mit Punkt 5 (dem Basis PEAT Kernprozess).

Falls Ihr Problem verschwunden ist, fahren Sie mit Punkt 7 fort.

Zu 7.
Überprüfe die Zukunft

Um zu überprüfen, ob Sie unbewusste Einwände gegen die Heilung Ihres Problems haben, was zur Folge hätte, dass das Problem wieder zurückkehrt, stellen Sie sich nun die Frage, ob Sie gegenwärtig glauben oder das Gefühl haben, dass Ihr Problem in Zukunft **gegen Ihren Willen** erneut zum Problem für Sie werden kann oder nicht. (Entscheidend ist hierbei die Betonung auf »Gegen Ihren Willen«)

Wenn »ja«, sprechen Sie die Selbstakzeptanzformel für diesen Fall aus:

»Auch wenn ich glaube bzw. denke, dass ... (Problem benennen) in Zukunft gegen meinen Willen wieder auftauchen kann, liebe und akzeptiere ich mich, meinen Körper, meine Persönlichkeit und die Tatsache, dass ich glaube bzw. denke, dass ... (Problem benennen) in Zukunft gegen meinen Willen wieder auftauchen kann.«

Dann stellen Sie sich eine zukünftige Situation vor, in der das Problem gegen Ihren Willen wieder auftaucht, machen Sie vor Ihrem geistigen Auge ein Standbild des schlimmsten Moments davon und leben Sie sich in diese Situation so ein, als würde sie jetzt geschehen. Dann schätzen Sie die Stärke der Belastung durch das Wiederauftauchen des Problems ein und bearbeiten diese Erfahrung wieder, indem Sie bei Punkt 5 (dem Basis PEAT Kernprozess) fortfahren.

Diese Sequenz wiederholen Sie solange, bis Sie sich keinerlei Sorgen mehr wegen dem zukünftigen Wiederauftreten des Problems machen, bzw. sich sicher sind, dass es in Zukunft nicht mehr gegen Ihren Willen auftauchen kann.

Wenn Sie den Punkt erreicht haben, an dem Sie Ihr Problem vollständig entladen haben, können Sie sich dazu entscheiden, in Zukunft anders auf die gleiche oder eine ähnliche Situation zu reagieren.

Falls keine anderen Personen oder Lebewesen an ihrem Problem beteiligt sind, können Sie Punkt 8 überspringen und den Prozess mit Punkt 9 abschließen.

Sollten jedoch andere Personen oder Lebewesen an Ihrem Problem beteiligt sein, fahren Sie mit dem sogenannten zirkulären Prozessieren (= Punkt 8) fort.

Zu 8.
Führe den Basis PEAT Prozess auch aus den Perspektiven aller anderen am Problem beteiligten Personen bzw. Lebewesen durch (zirkuläres Bearbeiten)

Fragen Sie sich hierfür, ob andere Personen oder Lebewesen in Ihr Problem involviert sind. Wenn ja, nehmen Sie in Ihrer Fantasie die Perspektive dieser

Personen (eine nach der anderen) ein, fühlen Sie wie diese Person fühlt, denken Sie wie diese Person denkt, sehen und erleben Sie was diese Person gesehen und erlebt hat und überprüfen Sie, ob aus dieser Perspektive emotionale Ladung vorhanden ist.

Wenn »Ja«, führen Sie den Basis PEAT Prozess darauf durch.

Wenn »nein«, überprüfen Sie noch weitere eventuell vorhandene Perspektiven auf Ladung, bis alle relevanten Perspektiven von emotionaler Belastung befreit sind.

Wenn wir hierfür die anfangs genannten Beispiele heranziehen, nämlich die Angst vor Spinnen und den Hass auf den Nachbarn, dann sähe das zirkuläre Prozessieren folgendermaßen aus:

Bei der Angst vor Spinnen:

Schließen Sie die Augen und berühren Sie mit dem Zeige- und Mittelfinger Ihren Brustpunkt und sprechen Sie folgenden Satz: *»Ich bin jetzt nicht mehr ... (sagen Sie Ihren Namen), sondern eine Spinne.«*

Dann begeben Sie sich in Ihrer Fantasie so vollständig wie möglich in die Perspektive einer Spinne. Seien Sie eine Spinne. Dann fragen Sie sich, wie es Ihnen als Spinne geht, wenn Sie hören, dass ... (fügen Sie an dieser Stelle Ihren Namen ein) Angst vor Ihnen als Spinne hat. Wenn Sie als Antwort auf diese Frage eine emotionale Reaktion haben, führen Sie auf diese Reaktion einen vollständigen Basis PEAT Prozess durch, wobei Sie mit der Selbstakzeptanzformel bei Punkt 3 beginnen und mit Punkt 6 enden. (eine Überprüfung der Zukunft ist beim zirkulären Prozessieren nicht nötig) Fühlen Sie sich dabei die ganze Zeit über als Spinne mit der entsprechenden Perspektive.

Wenn jegliche emotionale Ladung verschwunden ist, berühren Sie mit dem Zeige- und Mittelfinger wieder Ihren Brustpunkt und sprechen Sie folgenden Satz:

»Ich bin jetzt keine Spinne mehr, sondern wieder ... (sagen Sie Ihren Namen).«

Dann gehen Sie weiter zu Punkt 9.

Beim Hass auf Ihren Nachbarn:

Schließen Sie die Augen und berühren Sie mit dem Zeige- und Mittelfinger Ihren Brustpunkt und sprechen Sie folgenden Satz: *»Ich bin jetzt nicht mehr ... (sagen Sie Ihren Namen), sondern Herr ... (sagen Sie den Namen Ihres Nachbarn).«*

Begeben Sie sich in Ihrer Fantasie so vollständig wie möglich in die Perspektive Ihres Nachbarn. Seien Sie Ihr Nachbar. Denken Sie wie Ihr Nachbar. Fühlen Sie wie er. Dann fragen Sie sich, wie es Ihnen als dieser Nachbar geht, wenn Sie hören, dass ... (fügen Sie an dieser Stelle Ihren Namen ein) Sie hasst. Wenn Sie als Antwort auf diese Frage eine emotionale Reaktion haben, führen Sie auf diese Reaktion einen vollständigen Basis PEAT Prozess durch, wobei Sie mit der Selbstakzeptanzformel bei Punkt 3 beginnen und mit Punkt 6 enden. (eine Überprüfung der Zukunft ist beim zirkulären Prozessieren nicht nötig) Fühlen Sie sich dabei die ganze Zeit über als Ihr Nachbar mit der entsprechenden Perspektive.

Wenn jegliche emotionale Ladung verschwunden ist, berühren Sie mit dem Zeige- und Mittelfinger wieder Ihren Brustpunkt und sprechen Sie folgenden Satz: *»Ich bin jetzt nicht mehr ... (Name des Nachbarn), sondern wieder ... (sagen Sie Ihren Namen).«*

Prüfen Sie, ob noch weitere Personen an Ihrem Hass auf Ihren Nachbarn involviert sind. Wenn ja, führen Sie auch aus all diesen Perspektiven Basis PEAT Prozesse durch. Wenn nicht, gehen Sie weiter zu Punkt 9.

Zu 9.
Fülle dich mit Licht

Da die Beseitigung des negativen Zustands eine Art Vakuum in der Psyche erzeugt, besteht die Gefahr, dass Sie nach dem Prozess einen neuen unerwünschten Inhalt an die Stelle Ihres eben beseitigten Problems ziehen. Um das zu verhindern, sollten Sie sich zum Abschluss des Prozesses mit Licht füllen.

»Stellen Sie sich hierfür vor, dass sich zwanzig Zentimeter über Ihrem Kopf ein Ball aus strahlendem weißen Licht befindet. Atmen Sie nun tief ein und stellen Sie sich dabei vor, dass ein Lichtstrahl aus diesem Lichtball in Ihren Kopf, Hals und Nacken eintritt und den oberen Teil Ihres Körpers mit Licht ausfüllt. Dann atmen Sie ein zweites Mal ein und stellen sich dabei vor, dass Sie noch mehr Licht einsaugen und mit ihm den unteren Teil Ihres Körpers auffüllen. Atmen Sie ein drittes Mal ein und stellen sich nun vor, dass Sie mit dem Licht Ihre Arme und Beine auffüllen. Jetzt ziehen Sie noch mehr Licht in sich hinein und breiten es aus in Form einer strahlenden Aura etwa einen halben Meter um Ihren Körper herum.«

Betrachten und fühlen Sie diese leuchtende Aura etwa 10 Sekunden lang. Das ist alles.

Zu 10.
Installiere eine positive Haltung

Zum Abschluss überlegen Sie sich noch kurz, wie Sie in der Zukunft auf Situationen reagieren wollen, die Sie bisher als Problem erlebt haben.

Bei den obigen Beispielen der Angst vor Spinnen und dem Hass auf Ihren Nachbarn könnte dies Gelassenheit und Ruhe sein. Aber entscheiden Sie selbst.

Dann schließen Sie die Augen, stellen sich in Ihrer Fantasie vor, wie Sie in Zukunft auf die gewünschte Weise auf Ihre frühere Problemsituation reagieren (z.B. gelassen im Angesicht einer Spinne oder ruhig bei einer Begegnung mit Ihrem Nachbarn). Dabei sollten Sie sich selbst in ihrer Vorstellung als Akteur von außen sehen, wie durch eine Kamera.

Dann berühren Sie mit dem Zeige- und Mittelfinger die 6 Augenpunkte in umgekehrter Reihenfolge wie zuvor und fühlen sich dabei jeweils so vollständig wie möglich in das positive Szenario ein. (Fühlen Sie sich bei den Beispielen also so gelassen oder ruhig wie möglich):

1. Rechte Seite dritter Augenpunkt (Rechte Hand) –
    tief ein- und ausatmen
    Linke Seite dritter Augenpunkt (Linke Hand) –
    tief ein- und ausatmen

2. Rechte Seite zweiter Augenpunkt (Rechte Hand) –
    tief ein- und ausatmen
    Linke Seite zweiter Augenpunkt (Linke Hand) –
    tief ein- und ausatmen

3. Rechte Seite erster Augenpunkt (Rechte Hand) –
    tief ein- und ausatmen
    Linke Seite erster Augenpunkt (Linke Hand) –
    tief ein- und ausatmen

Wenn Sie die positive Reaktion schließlich deutlich fühlen können, ist der Prozess beendet.

VI. WICHTIGE HINWEISE

1. Mit dem Basis PEAT Prozess kann man zwar direkten Einfluss auf die Bewertung und Befindlichkeit nehmen, die man im Hinblick auf bestimmte Lebensumstände oder Ereignisse hat, nicht aber auf die Umstände oder Ereignisse selbst. Aus diesem Grund müssen Sie darauf achten, für die Bearbeitung mit PEAT nicht nur Umstände oder Ereignisse zu benennen, sondern auch die Emotionen, die diese in Ihnen auslösen. Die Aussagen »ich habe meinen Job verloren« oder »meine Frau hat sich von mir getrennt«, beziehen sich z.B. nur auf Ereignisse, geben jedoch keine Auskunft darüber, welches Problem Sie jeweils mit diesen Ereignissen haben. »Ich habe Existenzangst, weil ich meinen Job verloren habe« oder »Ich bin verzweifelt, weil sich meine Frau von mir getrennt hat«, sind dagegen Probleme, die mit PEAT bearbeitet werden können. Am Ende einer erfolgreichen Bearbeitung sollte die belastende Emotion (in den Beispielen die Existenzangst und die Verzweiflung) verschwunden sein. Es wäre jedoch ein großer Irrtum, zu erwarten, durch die Anwendung von PEAT würden die Ereignisse rückgängig gemacht (in den Beispielen, dass man den früheren Job zurück bekommt oder dass die Frau zu einem zurückkehrt).

    Das gleiche gilt für die Zielformulierung bzw. das, was man durch die Anwendung des PEAT Prozesses erreichen will. Logischerweise ist es nur möglich, die eigenen inneren Reaktionen auf den genannten und unerwünschten Umstand zu verändern, nicht jedoch den Umstand selbst.«»Ich möchte gelassen und zuversichtlich in die Zukunft blicken können, auch wenn ich gerade meinen Job verloren habe« wäre z.B. ein geeignetes Ziel für eine PEAT Sitzung, »Ich will, dass sich mein Chef bei mir entschuldigt und mir meinen Job zurück gibt« dagegen nicht.

2. Das zu bearbeitende Problem sollte stets so spezifisch wie möglich beschrieben werden! Wird ein Problem allgemein beschrieben (z.B. »mir geht's schlecht«), sollte es in die Komponenten zerlegt werden, aus denen es zusammengesetzt ist. Diese Komponenten kann man dann jeweils einzeln bearbeiten.

   Sagt ein Klient z.B. »mir geht es schlecht« fragen Sie ihn einfach, was genau alles dazu beiträgt, dass es ihm schlecht geht und welche Gefühle er jeweils dazu hat. Dann könnte er vielleicht antworten: »Mir geht's schlecht, weil ich so traurig bin, dass mein Hund vor kurzem gestorben ist; weil ich total erschöpft bin, da ich zurzeit so schlecht schlafe; weil ich mich ständig über meinen Sohn ärgere, etc.«).

3. Wenn man PEAT anwendet, sollte man für die Dauer des Prozesses möglichst jeglichen Widerstand gegen die Erfahrung loslassen, die man gerade bearbeitet. Da Widerstand einer der Hauptgründe dafür ist, dass man überhaupt Probleme hat, sollte man besser in eine Haltung der Neugier, der Bereitschaft oder der Akzeptanz wechseln.

Dieser Punkt ist von entscheidender Wichtigkeit für das Funktionieren des Prozesses.

4. Man kann den Basis PEAT Prozess sowohl alleine als auch unter der Anleitung eines Partners durchführen. Vor allem am Anfang ist die Arbeit mit einem Partner jedoch von Vorteil, da man sich in diesem Fall nicht um die Instruktionen kümmern muss. Dies ist in der Regel einfacher, wirkungsvoller und oft auch angenehmer.

5. Die Anwendung von Basis PEAT ist kein Ersatz für notwendiges Handeln. Wenn man sich z. B. in einer schädlichen Beziehung oder an einem für die eigene Gesundheit abträglichen Arbeitsplatz befindet, kann man die dadurch entstehenden emotionalen Belastungen noch so oft bearbeiten, doch wird man immer nur kurzfristig Linderung erfahren. In solchen Fällen kommt man nicht um eine Entscheidung für eine Trennung oder einen Arbeitsplatzwechsel herum, da das Problem erst dann verschwinden kann.

6. Der Basis PEAT Prozess ist zwar hoch wirksam, wenn es um die Bearbeitung emotionaler Schräglagen und anderer psychischer Belastungen geht, doch ist er kein Ersatz für Psychotherapie, wenn ernsthaft psychische Probleme vorliegen, sondern vielmehr eine wertvolle Ergänzung einer solchen. Tauchen im Rahmen der Selbstanwendung oder unter Freunden unerwartete psycho-emotionale Probleme auf oder verschwinden die bearbeiteten Probleme nicht, sollte ein Fachmann oder eine Fachfrau zu Rate gezogen werden. Wie bereits

erwähnt, ist besonders beim Umgang mit starken Traumata Vorsicht geboten.

7. Ein letzter Tipp: PROBIEREN SIE ES AUS! Vom Lesen allein haben Sie keinen Nutzen. Wie heißt es doch so schön: »Man muss den Pudding essen, um ihn wirklich zu kennen. Es reicht nicht, nur das Rezept zu besitzen.«

VII. ANLEITUNG DES BASIS PEAT PROZESSES BEI ANDEREN

1. *Bitte nennen Sie mir kurz Ihr Problem.* (notieren Sie sich die Antwort)

2. *Wie wollen Sie sich in dieser Situation bzw. bezüglich des Problems in Zukunft stattdessen fühlen?* (notieren Sie sich die Antwort)

3. *Schließen Sie nun die Augen, berühren Sie den Brustpunkt und sprechen Sie mir nach: »Auch wenn ich ... (Problem benennen), liebe und akzeptiere ich mich, meinen Körper, meine Persönlichkeit und die Tatsache, dass ich ... (Problem benennen).«*

4. *Vergegenwärtigen Sie sich nun Ihr Problem. Fühlen Sie sich in Ihr Problem so vollständig wie möglich ein und achten Sie darauf, welche Erinnerung dabei auftaucht. Während Sie die Erinnerungsszene durchlaufen, stoppen Sie den Film am schlimmsten Moment, so dass Sie ein Standbild erhalten. Konzentrieren Sie sich im weiteren Verlauf des Prozesses nun nur noch auf dieses Standbild des schlimmsten Moments und achten Sie darauf, dass sich die Erinnerung nicht wieder in einen bewegten Film verwandelt.*

   Bestimmen Sie nun die Stärke Ihres Problems auf der 10-er Skala, wobei 10 die maximale Problemstärke darstellt. (notieren Sie die Antwort)

5 a) *Berühren Sie nun mit dem Zeige- und Mittelfinger Ihrer linken Hand den Punkt links an der Nasenwurzel, leben Sie sich in Ihre negative Erfahrung völlig ein und fühlen Sie sie vollständig und ohne inneren Widerstand. Sehen Sie dabei das, was Sie in jenem Moment gesehen haben. Hören Sie, was Sie in jenem Moment gehört haben. Fühlen Sie diesen Moment, keine Sekunde früher und keine Sekunde später, als ob es jetzt geschieht ...
– Atmen Sie nun tief ein und aus.*

5 b) *Berühren Sie nun mit dem Zeige- und Mittelfinger Ihrer rechten Hand den Punkt rechts an der Nasenwurzel, leben Sie sich in Ihre negative Erfahrung völlig ein und fühlen Sie sie vollständig und ohne inneren Widerstand. Sehen Sie dabei das, was Sie in jenem Moment gesehen haben. Hören Sie, was Sie in jenem Moment gehört haben. Fühlen Sie diesen Moment, keine Sekunde früher und keine Sekunde später, als ob es jetzt geschieht ... – Atmen Sie nun tief ein und aus.*

5 c) *Berühren Sie nun mit dem Zeige- und Mittelfinger Ihrer linken Hand den Punkt links von Ihrem linken Auge, leben Sie sich in Ihre negative Erfahrung völlig ein und fühlen Sie sie vollständig und ohne inneren Widerstand. Sehen Sie dabei das, was Sie in jenem Moment gesehen haben. Hören Sie, was Sie in jenem Moment gehört haben. Fühlen Sie diesen Moment, keine Sekunde früher und keine Sekunde später, als ob es jetzt geschieht ...
– Atmen Sie nun tief ein und aus.*

5 d) *Berühren Sie nun mit dem Zeige- und Mittelfinger Ihrer rechten Hand den Punkt rechts von Ihrem rechten Auge, leben Sie sich in Ihre negative Erfahrung völlig ein und fühlen Sie sie vollständig und ohne inneren Widerstand. Sehen Sie dabei das, was Sie in jenem Moment gesehen haben. Hören Sie, was Sie in jenem Moment gehört haben. Fühlen Sie diesen Moment, keine Sekunde früher und keine Sekunde später, als ob es jetzt geschieht ... – Atmen Sie nun tief ein und aus.*

5 e) *Berühren Sie nun mit dem Zeige- und Mittelfinger Ihrer linken Hand den Punkt unterhalb Ihres linken Auges, leben Sie sich in Ihre negative Erfahrung völlig ein und fühlen Sie sie vollständig und ohne inneren Widerstand. Sehen Sie dabei das, was Sie in jenem Moment gesehen haben. Hören Sie, was Sie in jenem Moment gehört haben. Fühlen Sie diesen Moment, keine Sekunde früher und keine Sekunde später, als ob es jetzt geschieht ... – Atmen Sie nun tief ein und aus.*

5 f) *Berühren Sie nun mit dem Zeige- und Mittelfinger Ihrer rechten Hand den Punkt unterhalb Ihres rechten Auges, leben Sie sich in Ihre negative Erfahrung völlig ein und fühlen Sie sie vollständig und ohne inneren Widerstand. Sehen Sie dabei das, was Sie in jenem Moment gesehen haben. Hören Sie, was Sie in jenem Moment gehört haben. Fühlen Sie diesen Moment, keine Sekunde früher und keine Sekunde später, als ob es jetzt geschieht ... – Atmen Sie nun tief ein und aus.*

6. *Schätzen Sie die Intensität des gefühlten Problems nun erneut auf einer Skala von 0 bis 10 (0 = gar kein Problem, 10 = unerträgliches Problem) ein.*

(Ist die Antwort 0, fährt man mit Punkt 7 fort.) Ist die Antwort noch nicht 0, lassen Sie Ihr Gegenüber eine Akzeptanzformel aussprechen: *»Auch wenn ich mein Problem ... (Problem benennen) noch immer fühle, liebe und akzeptiere ich mich, meinen Körper, meine Persönlichkeit und die Tatsache, dass ich mein Problem ... (Problem benennen) noch immer fühle.«* Dann wiederholt man den Kernprozess von Punkt 5a bis 5f solange, bis die Problemstärke bei 0 ist. Danach fährt man mit Punkt 7 fort.

7. *Öffnen Sie nun die Augen und sagen Sie mir, was aus Ihrem Problem ...* (das Problem aussprechen) *geworden ist? Fühlen Sie es noch als Problem oder nicht?* (die Antwort sollte »nein« lauten, sonst ist im Prozess irgendetwas schief gegangen.)

8. *Glauben Sie, dass Ihr Problem in Zukunft gegen Ihren Willen erneut zum Problem für Sie werden kann oder nicht.* (wenn »nein«, fährt man mit Punkt 10 fort. Wenn »ja«, lassen Sie Ihr Gegenüber eine Akzeptanzformel aussprechen: *»Auch wenn ich glaube bzw. denke, dass mein Problem (Problem benennen) in Zukunft gegen meinen Willen wieder auftauchen kann, liebe und akzeptiere ich mich, meinen Körper, meine Persönlichkeit und die Tatsache, dass ich glaube bzw. denke, dass mein Problem in Zukunft gegen meinen Willen wieder auftauchen kann.«*

Stellen Sie sich eine zukünftige Situation vor, in der das Problem gegen Ihren Willen wieder auftaucht, machen Sie vor Ihrem geistigen Auge ein Standbild des schlimmsten Moments davon und leben Sie sich in diese Situation so ein, als würde sie jetzt geschehen. Schätzen Sie die Stärke der Belastung durch das Wiederauftauchen des Problems erneut ein. (jetzt führt man auf diese Erfahrung einen erneuten Basis PEAT Kernprozess von 5a bis 5f durch, bis die Stärke der Belastung bei 0 ist)

9. *Sind noch irgendwelche anderen Personen in Ihr Problem involviert?* (wenn »nein«, geht man weiter zu Punkt 11. Wenn »ja«, lassen Sie sich die Namen der Personen nennen, notieren Sie sich diese und fordern Sie Ihr Gegenüber auf, sich der Reihe nach mit jeder dieser Personen zu identifizieren und führen Sie Ihr Gegenüber in jeder dieser Perspektiven durch einen Basis PEAT Prozess)

    Schließen Sie die Augen und berühren Sie mit dem Zeige- und Mittelfinger Ihren Brustpunkt und sprechen Sie mir nach: »Ich bin jetzt nicht mehr ... (sagen Sie Ihren Namen), sondern ... (nennen Sie den Namen der anderen Person).

    Begeben Sie sich in Ihrer Fantasie so vollständig wie möglich in die Perspektive von ... Seien Sie ... Denken Sie wie ... Fühlen Sie wie ... Als ..., wie geht es ihnen, wenn Sie hören, dass ... (fügen Sie an dieser Stelle Ihren Namen ein) ... das Problem (Problem benennen) hat? (Wenn Sie als Antwort auf diese Frage eine emotionale Reaktion genannt bekommen, führen Sie auf diese Reaktion einen vollständigen Basis PEAT Prozess durch, wobei Sie mit der Selbstakzeptanzformel bei Punkt 3 beginnen und mit Punkt 6 enden. (eine Überprüfung der Zukunft ist beim zirkulären Prozessieren nicht nötig) Ihr Gegenüber soll sich dabei die ganze Zeit über als die andere Person mit der entsprechenden Perspektive fühlen.)

(Wenn jegliche emotionale Ladung verschwunden ist): *Berühren Sie mit dem Zeige- und Mittelfinger wieder Ihren Brustpunkt und sprechen Sie folgenden Satz: »Ich bin jetzt nicht mehr ... (Name der Person, mit der man gerade identifiziert ist), sondern wieder ... (sagen Sie Ihren Namen).*

(Prüfen Sie, ob noch weitere Personen in das Problem involviert sind. Wenn »ja«, führen Sie mit Ihrem Gegenüber auch aus all diesen Perspektiven Basis PEAT Prozesse durch. Wenn nicht, gehen Sie weiter zu Punkt 10.)

10. *Stellen Sie sich nun vor, dass sich zwanzig Zentimeter über Ihrem Kopf ein Ball aus strahlendem weißen Licht befindet. Atmen Sie nun tief ein und stellen Sie sich dabei vor, dass ein Lichtstrahl aus diesem Lichtball in Ihren Kopf, Hals und Nacken eintritt und den oberen Teil Ihres Körpers mit Licht ausfüllt. Dann atmen Sie ein zweites Mal ein und stellen sich dabei vor, dass Sie noch mehr Licht einsaugen und mit ihm den unteren Teil Ihres Körpers auffüllen. Atmen Sie ein drittes Mal ein und stellen sich nun vor, dass Sie mit dem Licht Ihre Arme und Beine auffüllen. Jetzt ziehen Sie noch mehr Licht in sich hinein und breiten es aus in Form einer strahlenden Aura etwa einen halben Meter um Ihren Körper herum. Betrachten und fühlen Sie diese leuchtende Aura etwa 10 Sekunden lang.*

11. *Wie möchten Sie in Zukunft in ähnlichen Situationen wie der genannten Problemsituation reagieren können? (benennen lassen)*

Dann schließen Sie die Augen, stellen sich in Ihrer Fantasie vor, wie Sie in Zukunft mit der gewünschten Haltung und Emotion (benennen) auf Ihre frühere Problemsituation reagieren. Sehen Sie sich dabei in Ihrer Vision wie durch die Augen eines anderen.

11 a) *Berühren Sie nun mit dem Zeige- und Mittelfinger Ihrer rechten Hand den Punkt unterhalb Ihres rechten Auges, visualisieren Sie das zukünftige Ereignis und wie Sie dieses auf die gewünschte Weise meistern. Fertigen Sie ein Standbild davon an und fühlen Sie die positive Emotion dabei so intensiv wie möglich. – Atmen Sie nun tief ein und aus.*

11 b) *Berühren Sie nun mit dem Zeige- und Mittelfinger Ihrer linken Hand den Punkt unterhalb Ihres linken Auges, visualisieren Sie das zukünftige Ereignis und wie Sie dieses auf die gewünschte Weise meistern. Fertigen Sie ein Standbild davon an und fühlen Sie die positive Emotion dabei nochmal so intensiv wie möglich. – Atmen Sie nun tief ein und aus.*

11 c) *Berühren Sie nun mit dem Zeige- und Mittelfinger Ihrer rechten Hand den Punkt rechts neben Ihrem rechten Auge, visualisieren Sie das zukünftige Ereignis und wie Sie dieses auf die gewünschte Weise meistern. Fertigen Sie ein Standbild davon an und fühlen Sie die positive Emotion da-*

bei nochmal so intensiv wie möglich. – Atmen Sie nun tief ein und aus.

11 d) *Berühren Sie nun mit dem Zeige- und Mittelfinger Ihrer linken Hand den Punkt links neben Ihrem linken Auge, visualisieren Sie das zukünftige Ereignis und wie Sie dieses auf die gewünschte Weise meistern. Fertigen Sie ein Standbild davon an und fühlen Sie die positive Emotion dabei nochmal so intensiv wie möglich. – Atmen Sie nun tief ein und aus.*

11 e) *Berühren Sie nun mit dem Zeige- und Mittelfinger Ihrer rechten Hand den Punkt rechts an Ihrer Nasenwurzel, visualisieren Sie das zukünftige Ereignis und wie Sie dieses auf die gewünschte Weise meistern. Fertigen Sie ein Standbild davon an und fühlen Sie die positive Emotion dabei nochmal so intensiv wie möglich. – Atmen Sie nun tief ein und aus.*

11 f) *Berühren Sie nun mit dem Zeige- und Mittelfinger Ihrer linken Hand den Punkt links an Ihrer Nasenwurzel, visualisieren Sie das zukünftige Ereignis und wie Sie dieses auf die gewünschte Weise meistern. Fertigen Sie ein Standbild davon an und fühlen Sie die positive Emotion dabei nochmal so intensiv wie möglich. – Atmen Sie nun tief ein und aus.*

Glauben Sie, dass Sie in einer zukünftigen Situation dieser Art so reagieren können, wie Sie es sich eben vorgestellt haben? (der Klient sollte an dieser Stelle mit »ja« antworten)

VIII. DIE ANWENDUNG VON BASIS PEAT AUF KÖRPERLICHE PROBLEME

Basis PEAT ist im Wesentlichen eine Methode zur emotionalen Selbstregulation und Beseitigung psychischer Belastungen. Ich selbst verwende diese Methode auch fast ausschließlich zu diesem Zweck.

Allerdings weiß ich von Zivorad Slavinski, dass dieser damit auch gute Erfahrungen bei der Bearbeitung von psychosomatischen Problemen und Schmerzen hat. Aus diesem Grund möchte ich auch einen Hinweis darauf geben, wie in diesen Fällen vorgegangen werden kann.

Den ersten Moment des Auftretens bearbeiten:

1. Konzentrieren Sie sich kurz auf Ihr körperliches Problem bzw. Ihre Schmerzen und erinnern Sie sich an den Moment, an dem dieses Problem bzw. dieser Schmerz zum ersten Mal aufgetreten ist.

2. Halten Sie den Erinnerungsfilm an seinem schlimmsten Moment an und fertigen Sie ein Standbild von diesem Moment an.

3. Steigen Sie in dieses Bild hinein, erleben Sie es so stark wie möglich und bewerten Sie die Problemstärke auf der 10er Skala.

4. Dann führen Sie den vollständigen Basis PEAT Prozess darauf durch, bis das Problem verschwunden ist oder sich zumindest deutlich gebessert hat.

Verschwindet das körperliche Problem bzw. der Schmerz nicht, kann man zumindest die eigenen innerpsychischen Reaktionen darauf bearbeiten.

Die inneren Reaktionen auf das körperliche Problem bearbeiten:

1. Konzentrieren Sie sich kurz auf Ihr körperliches Problem bzw. Ihre Schmerzen.

2. Schreiben Sie dabei alle Emotionen bzw. Überzeugungen auf, die in Bezug auf das Problem in Ihnen auftauchen.

3. Führen Sie dann auf jede Emotion einen Basis PEAT Prozess durch.

Beispiele:

• Widerstand gegen den Schmerz oder das Annehmen des Schmerzes

• Wut, weil Ihr Körper nicht so funktioniert, wie er sollte

• Verzweiflung wegen Ihrer körperlichen Veranlagung

• Kritik den Ärzten gegenüber, die Ihnen bisher nicht helfen konnten

- Angst vor notwendigen Behandlungen oder Operationen

- Angst, dass Sie womöglich nie mehr gesund werden

- Angst vor Einschränkungen im Alltag

- Angst davor, auf Hilfe durch andere angewiesen zu sein

- Gefühl, gegenüber anderen Menschen benachteiligt zu sein, die ihr Problem nicht haben

IX. AUSBLICK AUF DIE
TIEFEN PEAT PROZESSE

Wie bereits erwähnt, ist der Basis PEAT Prozess nur einer von 4 PEAT Varianten, die derzeit unterrichtet werden. Neben Basis PEAT gibt es noch 3 verschiedene Versionen des tiefen PEAT Prozesses (englisch: Deep PEAT), die aus praktischen Gründen einfach Deep PEAT, DP-2 (= Deep PEAT 2) und DP-4 (= Deep PEAT 4) genannt werden und jeweils unterschiedliche Vor- und Nachteile bzw. Anwendungsmöglichkeiten haben. Früher gab es auch eine DP-3 Variante, die jedoch aufgrund der höheren Effektivität von DP-4 ersetzt wurde.

Alle PEAT Prozesse entstammen der kreativen Arbeit des klinischen Psychologen Zivorad M. Slavinskis, der ab den 1980ern bereits mehrere hoch effektive psychoenergetische Heilsysteme erschaffen hatte und dann im Rahmen seiner Forschungen und Experimente 1999 eher zufällig auf den tiefen PEAT Prozess stieß. Da der tiefe PEAT Prozess, wie bereits erwähnt, in seiner Anfangszeit ein bis zwei Stunden dauerte, manchmal sogar bis zu 3 Stunden, suchte Slavinski nach einer einfacheren und schnelleren Variante, die er im Jahr 2000 auch fand. Da sein neu entdeckter Prozess zwar sehr viel schneller durchgeführt werden konnte aber wesentlich weniger tiefgreifend wirkte als der tiefe PEAT Prozess, bezeichnete er ihn damals kurzerhand als flachen PEAT Prozess, änderte den Namen jedoch nach einigen Optimierungen in Basis PEAT um.

Die Bezeichnung »**P**rimordiale **E**nergie **A**ktivierung und **T**ranszendenz« (= PEAT) hängt damit zusammen, dass man mit dem tiefen PEAT Prozess diejenige Polarität eines Menschen ausfindig machen und integrieren kann, die die Basis seines Lebensdramas darstellt. Dabei wird dieses bewusst gemacht, energetisch entladen und damit als Problemthema gelöst.

Der Begriff *primordial* (= uranfänglich oder ursprünglich) bezieht sich dabei auf eben diese Polarität im Leben eines Menschen, die den Ursprung all seiner inneren Zerrissenheit bildet. *Primordiale Energie Aktivierung* wiederum bezieht sich auf die Tatsache, dass in dieser bedeutsamsten Polarität natürlicherweise eine große Menge emotionaler und mentaler Energie gebunden ist, die durch die Integration freigesetzt wird und dem Individuum wieder zur Verfügung steht. Der Begriff *Transzendenz* schließt die Methodenbezeichnung ab, da man sich im Moment der Integration jenseits der Polaritäten befindet und diese somit transzendiert.

Genau genommen handelt es sich beim tiefen PEAT Prozess zwar nicht um eine reine Klopfakupressur-Technik, da Deep PEAT auch Elemente der Polaritäten-Integration sowie anderer Methoden Slavinskis beinhaltet. In seiner vollständigen Version ist der tiefe PEAT Prozess jedoch die meiner Meinung nach mächtigste Waffe im Kampf gegen innere Zerrissenheit, die es derzeit gibt. Der amerikanische Professor John Fitch von der Eastern Kentucky Universität bezeichnete Deep PEAT aus diesem Grund sogar als »EFT auf Steroiden«.

Der *Deep PEAT* Prozess ist der komplexeste und aufwendigste unter den PEAT Techniken und beginnt ähnlich wie Basis PEAT damit, dass der Anwender zunächst mit Hilfe einer Kombination von tiefer Atmung, Berührung verschiedener Aku-Punkte und Akzeptanzübungen in immer tieferliegende Schichten des gewählten Problems bis hin zu dessen Ursprung geführt wird. Dann identifiziert man die beiden Pole dieses Problem-Ursprungs, die zusammen die Ursprungs-Polarität des Menschen bilden und integriert diese. Da dieser Ursprungs-Polarität eine besondere Bedeutung und ein herausragendes Gewicht für das Leben eines Menschen zukommt, ist die Wirkung ihrer Integration oft entsprechend intensiv und hat nicht selten lebensverändernde Konsequenzen. Zum einen erlebt man dabei den tiefsten Zustand der Einheit, für den man zum Zeitpunkt der Integration bereit ist und zum anderen verschwindet das Problem, das mit der Ursprungs-Polarität verbunden war, bei den meisten Anwendern für immer.

DP-2 Ist die Abkürzung für Deep PEAT Level 2. Mit DP-2 lassen sich emotionale Probleme in kurzer Zeit entladen, indem man zwischen emotionalen und kognitiven Inhalten in einer akzeptierenden Haltung hin und her wechselt. DP-2 ist besonders wirksam bei Menschen, die zum Intellektualisieren neigen und Schwierigkeiten haben zu fühlen. Die Anwendung von DP-2 dauert oft nicht länger als 10 Minuten.

DP-4 (= Deep PEAT Level 4) ist eine Methode der Polaritäten-Integration, bei der man die ersten Augenpunkte durch Berührung stimuliert. Der DP-4 Prozess ist eine schnellere Variante seines Vorgängers DP-3, den er deshalb praktisch völlig abgelöst und ersetzt hat. DP-4 wirkt weniger tief als Deep PEAT, ist dagegen vielseitiger anwendbar, einfacher und in der Ausführung schneller. Ein DP-4 Prozess dauert in seiner minimalen Anwendungsdauer nur ca. 15

Minuten und führt bei richtiger Anwendung bei fast jedem zur Polaritäten-Integration. Mit DP-4 lassen sich emotionale und mentale Probleme also in Rekordgeschwindigkeit zum Teil permanent beseitigen. Darüber hinaus ist es mit DP-4 auch mit der gleichen Geschwindigkeit möglich, spezifisch formulierte Polaritäten zu integrieren und erwünschte Eigenschaften in die eigene Persönlichkeit zu integrieren. Bei schweren Problemen kann ein DP-4 Prozess allerdings auch länger dauern und bei hoch komplexen Problemen wie Süchten oder Persönlichkeitsstörungen ist DP-4 auch nur begrenzt geeignet.

Deep PEAT

Aber kehren wir noch einmal zurück zum tiefen PEAT Prozess, den viele Anwender sowohl wegen seiner therapeutischen als auch spirituellen Wirksamkeit als Quantensprung in diesen Bereichen bezeichnen. Selbst Leute wie Tony Robbins, der zu den erfolgreichsten Motivationstrainern und Mental Coachs der Welt gehört, zählen zu den derzeitigen Fans von Deep PEAT.

Dies ist auch kaum verwunderlich, denn abgesehen davon, dass man mit Deep PEAT (oft auch chronische) emotionale und psychische Probleme in manchmal weniger als einer halben Stunde auflösen kann, ist Deep PEAT einer der ganz wenigen öffentlich zugänglichen Prozesse, mit deren Hilfe man die Ursprungs-Polarität eines Menschen ausfindig machen und integrieren kann, die zugleich sein ursprünglichstes und somit tiefstes und grundsätzlichstes Problem darstellt. Andere derzeit verbreitete Bezeichnungen dieser Ursprungs-Polarität, die man im Internet finden kann, sind »persönlicher Code«, »primärer Code«, »uranfängliche Polarität« oder »Primes«.

Was aber versteht man unter dieser Ursprungs-Polarität? Nun, sie bezeichnet das jeweils grundsätzlichste Paar unter den Anziehungs-Vermeidungs-Themen in unserem Leben das eine zwingende Kraft auf uns ausübt. Dabei ist es nicht unbedingt so, dass wir die jeweiligen Pole ausschließlich als positiv oder negativ wahrnehmen müssen. Vielmehr ähnelt die Dynamik dabei eher dem Prinzip des Wechselstroms, bei dem jeder Pol abwechselnd positiv und negativ gepolt ist. So fühlen wir uns z.B. zu einem bestimmten Zeitpunkt im Leben von dem einen Pol der Ursprungs-Polarität wie magisch angezogen und tun alles, um ihn zu erreichen. Doch wenn wir uns ihm bis zu einem gewissen Punkt genähert haben, wechselt die Anziehung und wir fühlen uns plötzlich mit gleicher Kraft zum Gegenpol hingezogen. Ein weit verbreitetes Beispiel für dieses Phänomen ist z.B. der Konflikt zwischen Nähe und Distanz in romantischen Beziehungen, der bei vielen Menschen anzutreffen ist. Da dieser Prozess unbewusst und zwanghaft stattfindet, wundert es nicht, dass es dabei zu allerlei Problemen und Lebensdramen kommen kann. Und genau diese Probleme und dieses Grundlebensdrama sollen durch die Integration der Ursprungs-Polarität bewusst gemacht, entschärft und sogar aufgelöst werden.

Integriert man die Primes, wird einem meist sofort klar, welches Lebensspiel man bisher zwanghaft und in vielerlei Variationen gespielt hat und wie man seit seiner Geburt immer wieder unbewusst von einem Pol zum anderen hin und her gewechselt ist. Zum anderen wird man durch die Integration der Primes von den eigenen tiefsten Zwängen befreit. Man kann die gleichen Spiele zwar immer noch spielen, hat aber nun die Freiheit zu wählen, ob man das möchte. Darüber hinaus lassen sich neue und alte Probleme schneller lösen und man erkennt schneller, in welchen Teufelskreisen man sich befindet. Während die Integration der Primes zwar nicht alle Probleme löst, die man hat, so löst sie doch das individuell Tiefgreifendste. Da aber auch sehr viele andere Probleme auf der Wirkung von Polaritäten beruhen, kann man diese im Weiteren mit geringem Aufwand ebenfalls mit PEAT oder anderen Methoden lösen.

Zivorad M. Slavinski vergleicht die Wirkung der Primes-Integration gerne mit einem Buch, dessen Bindung aufgebrochen wird. Stellen sie sich kurz vor, die Episoden, Erlebnisse und Dramen ihres Lebens wären der Inhalt eines dicken Buchs, nämlich ihres Lebensbuchs. Dann würden die Primes bzw. die Ursprungs-Polarität den Einband dieses Buches bilden und als dessen Titel das grundsätzlichste Lebensthema andeuten, das sich in 1000 Variationen in den einzelnen Kapiteln ihres Lebensbuchs dramatisiert. Die Integration der Primes wäre dann damit zu vergleichen, dass sie den Einband des Buches aufbrechen, so dass sich die gesamte Bindung und damit alle Seiten ihres Lebensbuchs zu lockern beginnen. In der Folge wäre es ein Leichtes, die einzelnen Seiten herauszureißen, was ich aus der Erfahrung bestätigen kann, dass alle spirituellen und therapeutischen Bemühungen nach der Primes-Integration eine spürbar größere Wirkung zeigen und auch deutlich schneller zum gewünschten Ergebnis führen als zuvor.

Eine Deep PEAT Sitzung zur Primes-Integration dauert in der Regel zwischen 45 und 90 Minuten, wobei etwa eine halbe Stunde davon auf die Vorbereitung und Nacharbeitung fallen. Da man die Primes-Integration nicht bei sich selbst machen kann, benötigt man dafür ein Gegenüber, das in der Durchführung der Methode gut geschult ist.

Seit PEAT entdeckt wurde, konnten damit die Primes von zigtausend Menschen überall auf der Welt integriert werden und die dadurch ausgelösten Veränderungen waren oft tiefgreifend, anhaltend und lebensverändernd. Da es für jeden Menschen aber immer nur eine Ursprungs-Polarität geben kann, muss diese auch nur einmal integriert werden. Wer die Primes nicht integrieren will oder sie bereits integriert hat, kann den tiefen PEAT Prozess aber natürlich auch unabhängig davon verwenden. In diesem Fall nimmt man ein beliebiges subjektives Problem und wendet den Prozess darauf an. In der Regel ist das Problem dann innerhalb von 15 bis 60 Minuten beseitigt, je nach Schwere des Problems und je nachdem, ob auch andere Personen an diesem Problem beteiligt sind.

Bei komplexen Problemen wie Süchten oder Persönlichkeitsstörungen bedarf es natürlich weit mehr als nur einer Sitzung.

Deep PEAT und Spiritualität

In seinem Buch »Peak States of Consciousness« (Gipfelerlebnisse des Bewusstseins) schreibt Grant McFetridge: »Obwohl sehr viele Menschen nach Mitteln und Wegen Ausschau gehalten haben, wie man ohne problematische Nebenwirkungen sogenannte »Gipfelerfahrungen« erlangen kann, gibt es bis heute nur sehr wenige effektive Methoden, die auch schnell wirksam sind. Im Gegensatz zu anderen Prozessen, die Gipfelerfahrungen induzieren, zeitgt der PEAT

Prozess nicht nur schnelle, elegante und radikale Ergebnisse, sondern wirkt auch bei den meisten Menschen, die ihn benutzen.«

Wie ich bereits erwähnt habe, macht man am Ende einer erfolgreichen Primes-Integration eine Erfahrung jenseits der Polaritäten. In diesem Zustand berührt man die grundlegende Einheit allen Seins, was von vielen als ungeheuer wohltuend und befreiend erlebt wird.

Und genau wie Grant McFetridge behauptet hat, kann fast jeder, der in der Lage ist, die Schritte des tiefen PEAT Prozesses umzusetzen, mit seiner Hilfe jederzeit einen Gipfelzustand des Seins erleben.

Literatur

Fitch, J., DiGirolamo, J. A., Schmuldt, L. M. (2011)
The efficacy of PEAT to address public speaking anxiety
In Energy Psychology 3, 2, November 2011

Slavinski, Z.M. (2011)
PEAT – neue Wege
Wald: Lippert-Verlag

Slavinski, Z.M. (2013)
Rückkehr in die Einheit
München: als e-book bei peatworld.de erhältlich

Slavinski, Z.M. (2010)
Transzendent
München: als e-book bei peatworld.de erhältlich

http://www.eft-berlin.de/service_buecher.htm

https://www.eft-info.com/text-bibliothek/eft--forschung

http://www.eftuniverse.com/research-studies/eft-research

https://de.wikipedia.org/wiki/Klopfakupressur

Über den Autor

Michael Hoffmann studierte Psychologie an der Universität Salzburg, absolvierte verschiedene Fortbildungen im Bereich der Psychotherapie und ist inzwischen auf die Behandlung von Suchterkrankungen und Traumata spezialisiert.

Seine besondere Leidenschaft gilt der energetischen Psychologie und insbesondere den Methoden von Zivorad M. Slavinski, unter dessen persönlicher Schulung er 2012 zum PEAT Trainer ausgebildet wurde und später auch zum Trainer von mehreren anderen seiner Systeme.

Michael Hoffmann lebt in München, arbeitet in der Suchthilfe und in eigener psychotherapeutischer Praxis. Darüber hinaus bietet er Workshops für PEAT und andere psycho-energetische Methoden Zivorad Slavinskis an, in denen sich Interessenten zu PEAT Therapeuten ausbilden lassen oder einfach nur Selbsterfahrung sammeln können.

Er selbst wendet PEAT und andere Methoden Zivorad Slavinskis seit Jahren auf täglicher Basis bei sich und anderen an.

Kontaktmöglichkeiten:

Homepage: www.peatworld.de

E-Mail Adresse: info@peatworld.de